55 Rezepte zum Stärken des Immunsystems:

55 Wege dein Immunsystem durch gesundes essen schnell zu stärken

Von

Joe Correa CSN

COPYRIGHT

DANKSAGUNG

Dieses Buch ist meinen Freunden und meiner Familie gewidmet, die leichte oder ernste Krankheiten hatten, so dass Sie eine Lösung finden und die notwendigen Veränderungen in Ihrem Leben machen.

55 Rezepte zum Stärken des Immunsystems:

55 Wege dein Immunsystem durch gesundes essen schnell zu stärken

Von

Joe Correa CSN

INHALT

ÜBER DEN AUTOR

Nach jahrelanger Forschung glaube ich ehrlich an die positive Wirkung die richtige Ernährung auf den Körper und den Geist haben kann. Meine Kenntnis und Erfahrung haben mir geholfen, im Laufe der Jahre gesünder zu leben, was ich mit meiner Familie und Freunden geteilt habe. Je mehr Sie über gesünderes Essen und Trinken wissen, desto eher werden Sie Ihr Leben und die Essgewohnheiten ändern wollen.

Ernährung ist ein Schlüsselfaktor im Pozess für Gesundheit und ein längeres Leben - also starte noch heute. Der erste Schritt ist der wichtigste und der bedeutungsvollste.

EINFÜHRUNG

55 Rezepte zum Stärken des Immunsystems: 55 Wege dein Immunsystem durch gesundes essen schnell zu stärken

Von Joe Correa CSN

Wenn Sie sich stärker und gesünder fühlen möchten und Ihr Immunsystem langfristig steigern möchten, ist es wichtig Ihre täglichen Mahlzeiten mit natürlichen Zutaten zu ergänzen. Sie brauchen ein ausgewogenes Verhältnis an gesunden Lebensmitteln um Ihr Immunsystem zu aktivieren und das Beste herauszuholen. Unsere typischen, täglichen Mahlzeiten basieren auf stark verarbeitete Zutaten, die uns voll machen, aber nicht genährt. Viele Menschen sind in Eile und haben nicht die Zeit zu planen was sie essen. In Wahrheit sind wir alle begierig etwas für unsere Gesundheit zu tun, aber oft scheitern wir daran Diäten durchzuhalen und Übungen zu machen.

Wie Sie sich fühlen hängt davon ab, wie Sie Ihren Körper ernähren.

Viele Diäten ziehen eine Art von Nahrung anderen vor, aber der Punkt, den Sie verstehen müssen, ist, dass Sie eine Kombination und ein Gleichgewicht an verschiedenen Zutaten benötigen um alle Nährstoffe in verschiedenen Lebensmitteln zu maximieren. Ihre Nahrung soll ein Medium sein, um Ihr Immunsystem, Ihre allgemeine Gesundheit und Ihr Leben zu verbessern und nicht nur dafür um nicht zu verhungern. Ohne eine richtige Ernährung, natürliche Zutaten und gesunde Kochmethoden wird Ihr Immunsystem im Lauf der Zeit geschwächt und Ihr Körper wird darunter leiden.

Sie brauchen keine Wunderpillen oder eine strikte Diätregime. Die Antwort liegt in einfachen, altmodischen Lebensmitteln, die bereits unsere Großeltern aßen. Mahlzeiten, die auf frische Bio-Lebensmittel, Gemüse, Fleisch, Nüsse und Samen basieren, werden Ihr gesamtes Immunsystem innerhalb von Stunden stärken. Diese Lebensmittel sind dafür konzipiert, Ihrem Körper zu helfen, alle möglichen Komplikationen und Erkrankungen, die Sie haben können, abzuwehren.

Diese einfache Botschaft war der Hauptgrund für die Erstellung dieses Buches. Ich wollte mit Ihnen das Geheimnis des Kochens von gesunden und leckeren Mahlzeiten teilen, die Sie absolut lieben werden. Dieses Rezepte, die Ihr Immunsystem ankurbeln werden, halten Sie stark und gesund. Sie sind beruhigend und angenehm. Es ist Zeit, dass Sie Essen genießen und Ihre gesundheitlichen Probleme ein für alle Mal zu lösen.

55 REZEPTE ZUM STÄRKEN DES IMMUNSYSTEMS: 55 WEGE DEIN IMMUNSYSTEM DURCH GESUNDES ESSEN SCHNELL ZU STÄRKEN

1. Rübenhummus

Zutaten:

250 g Rüben, geschnitten und in dünne Scheiben geschnitten

330 g Kichererbsen, vorgekocht

2 Knoblauchzehen, zerdrückt

1 EL Tahini

4 EL Olivenöl

3 EL Zitronensaft, frisch gepresst

½ TL Salz

¼ TL schwarzer Pfeffer, gemahlen

Zubereitung:

Rüben waschen und die grünen Blätter entfernen. In dünne Scheiben schneiden und zur Seite stellen.

Die Kichererbsen über Nacht einweichen oder für mindestens 4 Stunden. Kichererbsen kochen bis sie weich sind. Vom Herd nehmen und gut abgießen. Zur Seite stellen.

1 EL Olivenöl in einem großen Topf mit bei mittlerer Temperatur erwärmen. Knoblauch hinzugeben und für 2 Minuten unter Rühren anbraten. Dann die Rüben zugeben. Für ca. 4-5 Minuten kochen oder bis die Rüben zart sind. Vom Herd nehmen und zur Seite stellen.

Kichererbsen, Rüben, Tahini und Zitronensaft vermischen. Mit Salz und Pfeffer bestreuen und beim Rühren langsam Olivenöl zugeben. Vermengen bis es gleichmäßig und cremig ist. Wenn der Hummus zu dick ist, etwas Wasser zugeben.

Mit frischen Karotten, Gurke oder Sellerie servieren.

Guten Appetit!

Nährwertangaben pro Portion: Kcal: 354, Proteine: 13,9 g, Kohlenhydrate: 44,3 g, Fette: 14,8 g

2. Forellenfilets mit Tomatensoße und Spinat

Zutaten:

450 g Forellenfilet

200 g frischer Spinat, gerupft

2 große Tomaten, geschält and fein gehackt

960 ml Fischfond

1 TL getrockneter Thymian, gemahlen

½ TL frischer Rosmarin, fein gehackt

50 ml Olivenöl

60 ml Limettensaft, frisch gepresst

1 TL Meersalz

3 Knoblauchzehen, zerdrückt

Zubereitung:

Filet waschen und mit Meersalz bestreuen.

Olivenöl, Thymian, Rosmarin und Limettensaft in eine große Schüssel geben. Gut verrühren und Filets in diese Mischung legen. Für 30 Minuten kalt stellen.

Aus dem Kühlschrank nehmen, die Filets abtropfen und die Marinade aufbewahren.

Etwas von der Marinade verwenden um den Edelstahlkocheinsatz des Schnellkochtopfs zu fetten. Etwa 3 Esslöffel reichen. Filets und Fischfond zugeben und den Deckel schließen. Den Deckelgriff einrasten und den Fischknopf drücken. Für 8 Minuten kochen.

Wenn das Signal des Schnellkochtopfs ertönt, den Schnellspanner öffnen und den Deckel abnehmen. Fisch herausnehmen und zur Seite legen.

Die restliche Marinade in den Schnellkochtopf geben. Den „Sautee"-Knopf drücken und die fein gehackten Tomaten zugeben. Kochen bis die Tomaten weich sind. Gut verrühren und aus dem Schnellkochtopf nehmen.

Den Boden des Topfs mit etwas Olivenöl einfetten und die Knoblauch und Spinat reingeben. Für 5 Minuten weiterkochen und dann die Abbruchtaste drücken. Aus dem Schnellkochtopf nehmen und auf einen Teller geben. Fisch zugeben, mit Tomatensoße beträufeln und warm servieren.

Nährwertangaben pro Portion: Kcal: 479, Proteine: 43,5 g, Kohlenhydrate: 10 g, Fette: 30,2 g

3.   Türkisches gemischtes Kebab

Zutaten:

200 g fettarmes Rinderhack

200 g Kalbshack, zarte Stücke

2 große Zwiebeln, geschält and fein gehackt

2 Knoblauchzehen, zerdrückt

3 EL Mehl

2 EL Pflanzenöl

1 EL Tomatenmark

1 EL frische Petersilie, fein gehackt

½ TL Salz

¼ TL schwarzer Pfeffer, frisch gemahlen

2 EL Butter

Zubereitung:

Rinderhack, Kalbfleisch, Zwiebeln, Knoblauch, Mehl, Tomatenmark, Petersilie, Salz, Pfeffer und 1 EL Öl in eine große Schüssel geben. Gut verrühren und mit den Händen Kebabs formen. Zur Seite stellen.

Den Boden eines großen, dickbodigen Topf mit dem restlichen Olivenöl einfetten. Das Kebab vorsichtig reinlegen. 240 ml Wasser oder Rinderbrühe zugeben. Zudecken und für 2 Stunden bei niedriger Hitze kochen.

Kebab aus dem Topf nehmen und zur Seite legen.

Butter in einer großen Bratpfanne bei mittlerer Temperatur schmelzen. Kebab zugeben und für ca. 4-5 Minuten kochen oder bis es auf jeder Seite braun ist. Mit frischem Zwiebeln und Pide-Brot servieren.

Nährwertangaben pro Portion: Kcal: 346, Proteine: 28,9 g, Kohlenhydrate: 12,9 g, Fette: 19,6 g

4.   Kiwi-Zitronen-Smoothie

Zutaten:

3 große Kiwis, geschält

Saft 1 großen Zitrone

230 g griechischer Joghurt

2 EL frische Minze

¼ TL Ingwer, gemahlen

1 EL Sonnenblumenkerne

1 EL roher Honig

1 EL Mandeln, grob gehackt

Zubereitung:

Kiwis schälen. Der Länge nach halbieren und in die Küchenmaschine geben. Joghurt, Minze und Ingwer zugeben. Rühren bis es sämig und cremig ist. In Gläsern anrichten und Honig und Zitronensaft unterrühren.

Mit Sonnenblumenkernen und grob gehackten Mandeln garnieren.

Mit ein paar frischen Minzblättern garnieren und vor dem Servieren für 20 Minuten kalt stellen.

Guten Appetit!

Nährwertangaben pro Portion: Kcal: 214, Proteine: 12,9 g, Kohlenhydrate: 33,7 g, Fette: 5 g

5.   Süßer Kürbispudding

Zutaten:

450 g Kürbis, geschält und in mundgerechte Stücke geschnitten

2 EL Honig

65 g Maisstärke

960 ml Kürbissaft, ungesüßt

1 TL Zimt, gemahlen

3 Nelken, frisch gemahlen

Zubereitung:

Kürbis schälen und vorbereiten. Kerne entfernen und in mundgerechte Stücke scheiden. Zur Seite stellen.

Kürbissaft, Honig, Orangensaft, Zimt und Maisstärke in eine kleine Schüssel geben.

Kürbisstücke in einen großen Topf geben und die Kürbissaftmischung zugeben. Gut umrühren und dann Nelken zugeben. Verrühren bis es gut vermischt ist und erhitzen bis es fast kocht. Die Temperatur herunterdrehen und für ca. 15 Minuten kochen oder bis die Mischung andickt.

Vom Herd nehmen und sofort in die Schüsseln verteilen. Zur Seite stellen damit es komplett abkühlt und dann vor dem Servieren für 15 Minuten oder über Nacht kalt stellen.

Nährwertangaben pro Portion: Kcal: 288, Proteine: 1,3 g, Kohlenhydrate: 74,2 g, Fette: 0,3 g

6.   Mango-Haferbrei

Zutaten:

100 g Haferflocken

165 g Mango, gewürfelt

240 ml Magermilch

1 EL Mandeln, grob gehackt

1 EL Honig

¼ TL Zimt, gemahlen

1 EL Sonnenblumenkerne

Zubereitung:

Mango waschen und schälen. In kleine Stücke schneiden und zur Seite stellen.

Haferflocken, Milch und Zimt in einen großen Topf geben. Bei mittlerer Temperatur erwärmen. Honig unterrühren und vom Herd nehmen. Zur Seite stellen und komplett abkühlen lassen.

Haferflocken und Mango vermengen. Vermischen bis alles gut   vermengt   ist   und   mit   Mandeln   und

Sonnenblumenkerne für ein paar extra Nährstoffe garnieren.

Guten Appetit!

Nährwertangaben pro Portion: Kcal: 359, Proteine: 11,8 g, Kohlenhydrate: 68,5 g, Fette: 5,6 g

7.   Hühnchen mit Knoblauch-Zitronen-Soße

Zutaten:

450 g Hühnerfilet

5 Knoblauchzehen, gehackt

2 EL Zitronensaft, frisch gepresst

1 TL getrockneter Oregano, gemahlen

1 EL frischer Thymian, fein gehackt

120 ml Weißwein

3 EL Olivenöl

½ TL Cayennepfeffer, gemahlen

1 TL Meersalz

¼ TL schwarzer Pfeffer, gemahlen

Zubereitung:

Den Ofen auf 375°F (190°C) vorheizen.

Filets unter kaltem, fließendem Wasser waschen und mit Küchenpapier trocken tupfen. Zur Seite stellen.

Öl in einer kleinen Bratpfanne bei mittlerer Hitze erwärmen. Knoblauch hinzugeben und für 2 Minuten unter Rühren anbraten. Vom Herd nehmen und Wein, Salz, Pfeffer, Cayennepfeffer und Thymian unterrühren. Gut verrühren und in eine große Auflaufform geben.

Das Hühnerfilet auf die Soße geben. Etwas extra Salz und Pfeffer hinzufügen und mit Zitronensaft beträufeln. Ein paar Zitronenscheiben auf jedes Filet geben.

Für ca. 40-45 Minuten backen oder bis es leicht braun ist.

Vor dem Servieren die Säfte in der Auflaufform über die Filets geben. Mit frischem Salat servieren.

Nährwertangaben pro Portion: Kcal: 455, Proteine: 44,4 g, Kohlenhydrate: 4,1 g, Fette: 25,5 g

8. Rüben-Spinat-Salat

Zutaten:

2 mittelgroße Rüben, geschnitten

225 g frischer Spinat, gehackt

2 Frühlingszwiebeln, fein gehackt

1 kleiner grüner Apfel, entkernt und gewürfelt

3 EL Olivenöl

2 EL frischer Limettensaft

1 EL roher Honig

1 TL Apfelessig

1 TL Salz

Zubereitung:

Rüben waschen und die grünen Blätter entfernen. Zur Seite stellen.

Spinat gründlich waschen und abtropfen. In kleine Stücke schneiden und zur Seite stellen.

Apfel waschen und der Länge nach halbieren. Die Kerne entfernen, in mundgerechte Stücke schneiden und zur

Seite stellen.

Zwiebeln waschen und in kleine Stücke schneiden. Zur Seite stellen.

Olivenöl, Limettensaft, Honig, Essig und Salz in eine kleine Schüssel geben. Verrühren bis es gut vermischt ist und zur Seite stellen, damit sich das Aroma voll entfalten kann.

Rüben in einen großen Topf geben. Wasser zugeben, bis die Rüben bedeckt sind und für ca. 40 Minuten kochen oder bis sie weich sind. Schälen und in Scheiben schneiden. Zur Seite stellen.

Rüben, Spinat, Frühlingszwiebeln und Apfel in einer großen Salatschüssel vermengen. Gut verrühren und mit dem hergestellten Dressing beträufeln. Noch einmal verrühren und sofort servieren.

Nährwertangaben pro Portion: Kcal: 324, Proteine: 2,7 g, Kohlenhydrate: 36,1 g, Fette: 21,5 g

9.   Karotten-Linsen-Suppe

Zutaten:

200 g rote Linsen, eingeweicht

4 große Karotten, geschält und gewürfelt

1 mittelgroße Zwiebel, geschält and fein gehackt

3 EL Milch

1 EL Mehl

½ TL schwarzer Pfeffer, frisch gemahlen

½ TL Kreuzkümmel, gemahlen

½ TL Salz

2 EL Olivenöl

Zubereitung:

Karotten waschen und schälen. In die Küchenmaschine geben und Milch hinzufügen. Vermengen bis es gleichmäßig und cremig ist. Zur Seite stellen.

Die Linsen über Nacht einweichen. Gut waschen und abtropfen. In einen großen Topf mit kochendem Wasser geben und für 15 Minuten kochen. Vom Herd nehmen und abgießen. Zur Seite stellen.

Öl in einem großen Topf bei mittlerer Hitze erwärmen. Zwiebeln und Mehl zugeben. Für 5 Minuten unter Rühren anbraten oder bis sie glasig sind.

Karottenpüree und Linsen zugeben. Mit Salz und Pfeffer bestreuen und gut verrühren. Für 1 Minuten kochen und dann 960 ml Wasser zugeben. Gut umrühren und zum Kochen bringen. Temperatur runter drehen und für 1 Stunde kochen. Vom Herd nehmen und warm servieren.

Vor dem Servieren mit etwas frischer Petersilie bestreuen. Das ist jedoch optional.

Nährwertangaben pro Portion: Kcal: 284, Proteine: 13,9 g, Kohlenhydrate: 40,8 g, Fette: 7,9 g

10. Rahm-Basilikum-Portobello-Pilze

Zutaten:

3 große Portobello-Pilze

160 g frischer Basilikum, gehackt

½ TL getrockneter Rosmarin, gemahlen

115 g griechischer Joghurt

1 EL Balsamico-Essig

4 EL Olivenöl

¼ TL schwarzer Pfeffer, gemahlen

½ TL Meersalz

Zubereitung:

Den Ofen auf 450°F (230°C) vorheizen.

Öl, Essig, Rosmarin und Salz in einer mittelgroßen Schüssel vermengen. Verrühren bis es gut vermischt ist und zur Seite stellen.

Champignons waschen und den Stengel entfernen. In mundgerechte Stücke schneiden und in einen großen Topf geben. Die gerade zubereitete Soße drüber geben und gut vermengen. Die Champignons für 20 Minuten einweichen und dann in eine große Auflaufform geben. Die Soße für später aufbewahren.

Im Ofen für ca. 13-15 Minuten backen. Vom Herd nehmen und auf eine Servierplatte geben.

Basilikum und Joghurt vermengen und gut verrühren. Etwas Salz für den Geschmack drüber streuen und mit den Champignons servieren.

Mit der restlichen Soße beträufeln und sofort servieren.

Nährwertangaben pro Portion: Kcal: 322, Proteine: 11,1 g, Kohlenhydrate: 8,2 g, Fette: 29,4 g

11. Karotten-Zwiebel-Omelet

Zutaten:

3 große Eier, geschlagen

3 Frühlingszwiebeln, fein gewürfelt

3 Babymöhren, dünn geschnitten

¼ TL Salz

¼ TL Cayennepfeffer

2 EL natives Olivenöl extra

Zubereitung:

Olivenöl in einer Bratpfanne bei mittlerer Temperatur erwärmen. Zwiebeln und Karotten zugeben. Für ca. 3-4 Minuten anbraten, gelegentlich umrühren.

In der Zwischenzeit, Eier in einer mittelgroßen Schüssel verquirlen. Etwas Salz und Pfeffer für den Geschmack hinzufügen.

Eier-Mischung über das Gemüse geben und für ca. 3-4 Minuten kochen. Mit einem großen Holzlöffel oder Pfannenwender das Omelet wenden. Für 1 weitere Minute kochen und vom Herd nehmen.

Sofort servieren.

Nährwertangaben pro Portion: Kcal: 240, Proteine: 10 g, Kohlenhydrate: 3,6 g, Fette: 21,6 g

12. Knoblauch-Hühnerbrust

Zutaten:

900 g Hühnerbrust, ohne Haut und ohne Knochen

360 ml Hühnerbrühe

4 Knoblauchzehen, zerdrückt

2 EL Olivenöl

1 mittelgroße Zwiebel, geschält and fein gehackt

½ EL Knoblauchpulver

1 TL Salz

¼ TL schwarzer Pfeffer, gemahlen

Zubereitung:

Hühnerbrust unter kaltem, fließendem Wasser waschen und mit Küchenpapier trocken tupfen. Zur Seite stellen.

Öl in einer großen Bratpfanne bei mittlerer Hitze erwärmen. Zwiebeln hinzufügen und für ca. 3-4 Minuten anbraten oder bis sie glasig sind. Knoblauch zugeben und für 1 weitere Minuten anbraten.

Alle anderen Zutaten in den Topf geben und zum Kochen bringen. Mit einem Deckel zudecken und die Temperatur runter drehen. Abschmecken und bei Bedarf mit Salz würzen. Für ca. 20-25 Minuten kochen und bis es fertig ist.

Vom Herd nehmen und vor dem Servieren mit etwas frischer Petersilie bestreuen. Mit gedünstetem Gemüse oder Reis servieren. Dies ist jedoch optional.

Nährwertangaben pro Portion: Kcal: 236, Proteine: 20 g, Kohlenhydrate: 6,3 g, Fette: 14,5 g

13.   Gegrillte Avocado in Currysoße

Zutaten:

1 große Avocado, gewürfelt

60 ml Wasser

1 EL Curry, gemahlen

2 EL Olivenöl

1 TL Sojasoße

1 TL frische Petersilie, fein gehackt

¼ TL rote Paprikaflocken

¼ TL Meersalz

Zubereitung:

Avocado schälen und der Länge nach halbieren. Kern entfernt und in kleine Stücke scheiden. Zur Seite stellen.

Öl in einem großen Topf bei mittlerer Temperatur erwärmen.

Currypulver, Sojasoße, Petersilie, rote Paprika und Meersalz in einer kleinen Schüssel mischen. Wasser hinzufügen und für 5 Minuten weiterkochen, gelegentlich umrühren.

Gehackte Avocado hinzufügen, gut verrühren und für weitere 3 Minuten kochen oder bis die Flüssigkeit verdunstet ist. Herd ausschalten und zudecken. Für ca. 15-20 Minuten vor dem Servieren stehen lassen.

Nährwertangaben pro Portion: Kcal: 338, Proteine: 2,5 g, Kohlenhydrate: 10,8 g, Fette: 34,1 g

14. Grüne Bohnen- und Kidneybohnensalat

Zutaten:

150 g grüne Bohnen, gekocht

90 g Kidneybohnen

45 g Zuckermais

1 kleine Zwiebel, geschält

75 g Salat, gehackt

1 grüne Paprika, gewürfelt

5 EL Orangensaft

1 EL Olivenöl

½ TL Salz

Zubereitung:

Grüne Bohnen waschen und in mundgerechte Stücke schneiden. Bohnen in einen Topf mit kochendem Wasser geben und für 15 Minuten kochen. Vom Herd nehmen und gut abgießen. Zur Seite stellen.

Die Kidneybohnen über Nacht einweichen. Gut waschen und abtropfen. Bohnen in einen Topf mit kochendem

Wasser geben und für 20 Minuten kochen. Vom Herd nehmen und gut abgießen. Zur Seite stellen.

Grüne Paprika waschen und der Länge nach halbieren. Kerne entfernen und in kleine Stücke schneiden. Zur Seite stellen.

Salat gründlich unter kaltem, fließendem Wasser waschen und grob hacken. In eine große Salatschüssel geben. Geschälte und fein gehackte Zwiebeln, grüne Bohnen, Kidneybohnen, Mais und Pfeffer zugeben.

Orangensaft, Öl und Salz in eine kleine Schüssel geben. Gut rühren und über den Salat geben. Gut verrühren damit alle Zutaten bedeckt sind und sofort servieren.

Bei Bedarf ein paar Orangenspalten zugeben. Dies ist optional.

Guten Appetit!

Nährwertangaben pro Portion: Kcal: 303, Proteine: 13,4 g, Kohlenhydrate: 48,4 g, Fette: 8,1g

15. Kürbis-Haferbrei

Zutaten:

115 g Kürbis, gehackt

20 g frischer Rucola, gehackt

3 EL Mandeln, gehackt

1 TL getrockneter Rosmarin, fein gehackt

½ TL getrockneter Thymian, gemahlen

1 EL Olivenöl

Zubereitung:

Den Ofen auf 350°F (175°C) vorheizen.

Kürbis schälen und der Länge nach halbieren. Kerne entfernen und in große Spalten schneiden. In Stücke schneiden und in den Messbecher geben. Den Rest des Kürbis in Frischhaltefolie wickeln und kühl stellen.

Ein großes Backblech mit Olivenöl einfetten. Kürbis verteilen und Rosmarin und Thymian drüber streuen. Für ca. 30 Minuten backen. Aus dem Ofen nehmen und abkühlen lassen.

In der Zwischenzeit alle anderen Zutaten in eine Schüssel geben. Gebackenen Kürbis zugeben und mit etwas mehr Olivenöl beträufeln. Gut rühren und servieren.

Nährwertangaben pro Portion: Kcal: 317, Proteine: 7,1 g, Kohlenhydrate: 25,5 g, Fette: 24 g

16.   Hasselnuss-Quinoa

Zutaten:

185 g Quinoa, gekocht

3 EL Haselnüsse, geröstet

110 g Champignons, geschnitten

45 g Pflaumen, gehackt

30 g frischer Petersilie, fein gehackt

1 kleine Zwiebel, geschält und gewürfelt

2 Knoblauchzehen, zerdrückt

¼ TL Salz

4 EL Olivenöl

Zubereitung:

3 EL Olivenöl, Petersilie und Haselnüsse in eine Küchenmaschine geben. Für 30 Sekunden gut verrühren und zur Seite stellen.

Restliches Olivenöl in einer großen Bratpfanne erwärmen. Gewürfelte Zwiebeln und Knoblauch zugeben. Gut verrühren und für einige Minuten anbraten, bis sie eine schöne goldene Farbe haben.

Gekochten Quinoa und Champignons zugeben und gut verrühren. Für 5 weitere Minuten kochen, bis das Wasser verdunstet ist.

Vom Herd nehmen und in eine Schüssel geben. Haselnussmischung und 30 g Cranberries zugeben.

Gut rühren und warm servieren.

Nährwertangaben pro Portion: Kcal: 453, Proteine: 10,4 g, Kohlenhydrate: 50,4 g, Fette: 25,2 g

17.   Chili-Smoothie

Zutaten:

2 große rote Paprika, gewürfelt

1 mittelgroße Tomate, gewürfelt

180 g frischer Brokkoli, gewürfelt

230 g griechischer Joghurt

½ TL getrockneter Oregano, gemahlen

½ TL Salz

¼ TL Chili, gemahlen

1 EL frischer Zitronensaft

Zubereitung:

Paprika waschen und der Länge nach halbieren. Kerne entfernen und in kleine Stücke schneiden. Zur Seite stellen.

Tomaten waschen und vorsichtig schälen. In mundgerechte Stücke scheiden. Den Saft beim Schneiden auffangen. Zur Seite stellen.

Brokkoli waschen und in kleine Stücke schneiden. Zur Seite stellen.

Paprika, Tomate, Brokkoli, Joghurt, Oregano, Salz und Zitronensaft in einer Küchenmaschine vermengen. Rühren bis es schön sämig ist und in Gläsern anrichten.

Vor dem Servieren für 15 Minuten kalt stellen.

Nährwertangaben pro Portion: Kcal: 143, Proteine: 13,2 g, Kohlenhydrate: 18,9 g, Fette: 2,7 g

18.   Zitronenröllchen

Zutaten:

190 g Basmatireis

2 Kirschtomaten, fein gehackt

45 g rote Paprika, fein gewürfelt

1 EL Tomatenmark

2 EL Limettensaft, frisch gepresst

1 Bund Kohlblätter, ganze Blätter

1 EL Olivenöl

½ TL Salz

¼ TL schwarzer Pfeffer, gemahlen

Zubereitung:

Kohlblätter unter kaltem, fließendem Wasser waschen und abtropfen. Die Kohlblätter kurz für 2 Minuten kochen. Vom Herd nehmen und abgießen. Zur Seite stellen.

Tomaten und Paprika waschen. Tomaten würfeln und zur Seite stellen. Paprika der Länge nach halbieren und Kerne entfernen. In kleine Stücke schneiden und zur Seite stellen.

Reis, gewürfelte Tomaten, Paprika, Tomatenmark und Limettensaft vermengen. Mit etwas Salz und Pfeffer bestreuen und gut verrühren.

Die Kohlblätter auf eine saubere Oberfläche legen und für jede Rolle 1 EL der Mischung verwenden. Rollen und beim Rollen die Enden einschlagen.

Öl in einem tiefen Topf bei mittlerer Temperatur erwärmen. Die Rollen zugeben und ca. 120 ml Wasser zugeben. Zudecken und für ca. 30 Minuten kochen.

Nährwertangaben pro Portion: Kcal: 447, Proteine: 9,3 g, Kohlenhydrate: 84,9 g, Fette: 8,3 g

19.   Spinat-Kalbfleischsuppe

Zutaten:

450 g Kalbssteak, in mundgerechte Stücke geschnitten

450 g frischer Spinat, gerupft

3 große Eier, geschlagen

960 ml Gemüsebrühe

1 kleine Zwiebel, fein gewürfelt

2 Knoblauchzehen

3 EL natives Olivenöl extra

1 TL Salz

Zubereitung:

Fleisch unter kaltem, fließendem Wasser waschen und mit Küchenpapier trocken tupfen. In mundgerechte Stücke schneiden und in eine mittelgroße Schüssel geben. Mit Salz und Pfeffer großzügig bestreuen und gut mit den Händen verrühren. Zur Seite stellen.

Spinat gründlich waschen und abtropfen. In mundgerechte Stücke schneiden und zur Seite stellen.

Öl in einer großen Bratpfanne bei mittlerer Hitze erwärmen. Fleisch zugeben und für 5 Minuten kochen, dabei gelegentlich umrühren. Knoblauch und Zwiebeln zugeben und gut verrühren. Für weitere 3-4 Minuten anbraten oder bis die Zwiebeln glasig sind.

Gemüsebrühe und Spinat zugeben. Zum Kochen bringen und dann Eier unterrühren. Die Temperatur herunterdrehen und für ungefähr 1 Stunde kochen. Vom Herd nehmen und sofort servieren.

Nährwertangaben pro Portion: Kcal: 333, Proteine: 34,4 g, Kohlenhydrate: 6 g, Fette: 19,1 g

20. Gefrorene Himbeere-Cream

Zutaten:

240 ml Mandelcreme

125 g frische Himbeere

60 ml Magermilch

1 EL Kirschextrakt

2 EL roher Honig

Zubereitung:

Himbeeren in einem großen Sieb waschen. Abtropfen und zur Seite stellen.

Die Zutaten in einer großen Schüssel verrühren. Mit einer Gabel vermischen bis alles gut vermengt ist. Verwenden Sie Eisformen, Kunststoffgläser oder Papierbecher und machen Sie Eiscreme. Dies ist jedoch optional.

Für ca. 30 Minuten in den Gefrierschrank stellen. Mit einigen Nüssen garnieren oder 1 TL Zitronen-saft zugeben für etwas extra Nährstoffe und Geschmack.

Guten Appetit!

Nährwertangaben pro Portion: Kcal: 265, Proteine: 9,4 g, Kohlenhydrate: 61,4 g, Fette: 0,1 g

21. Brokkoli-Blumenkohl-Püree

Zutaten:

180 g frischer Brokkoli, gewürfelt

650 g frischer Blumenkohl, gewürfelt

120 ml Magermilch

½ TL Salz

½ TL italienische Gewürze

¼ TL Kreuzkümmel, gemahlen

1 EL frische Petersilie, fein gehackt

1 EL Olivenöl

1 TL getrocknete Minze, gemahlen

Zubereitung:

Blumenkohl waschen und grob würfeln. Blumenkohl in einen großen Topf geben und 1 Prise Salz zugeben. Für ca. 15-20 Minuten kochen. Wenn er fertig ist, gut abgießen und in die Küchenmaschine geben. Zur Seite stellen.

Brokkoli waschen und in mundgerechte Stücke schneiden. Brokkoli, Milch, Salz, italienisches Gewürz, Kreuzkümmel,

Petersilie und Minze in die Küchenmaschine geben. Öl langsam zugeben und vermengen bis es schön püriert ist.

Mit frischem Karotten und Sellerie servieren.

Nährwertangaben pro Portion: Kcal: 266, Proteine: 12,3 g, Kohlenhydrate: 25,5 g, Fette: 15,1 g

22. Gemüse-Dziugas-Salat

Zutaten:

180 g Kirschtomaten

65 g Dziugas Käse, geschnitten

115 g Gartenspinat

1 kleine Orange

1 EL Parmesan

1 TL frischer Zitronensaft

Zubereitung:

Tomaten waschen und halbieren. Zur Seite stellen.

Spinat gründlich unter kaltem, fließendem Wasser waschen und in kleine Stücke schneiden. Zur Seite stellen.

Orangen schälen und in Spalten schneiden. Jede Spalte halbieren und zur Seite legen.

Tomaten, Spinat und Orangen vermengen. Mit Käse garnieren und vor dem Servieren mit Zitronensaft beträufeln. Guten Appetit!

Nährwertangaben pro Portion: Kcal: 210, Proteine: 13,7 g, Kohlenhydrate: 11,3 g, Fette: 12,9 g

23. Pochierte Eier mit Spinat

Zutaten:

4 große Eier, geschlagen

225 g frischer Spinat, gehackt

115 g griechischer Joghurt

2 Knoblauchzehen, fein gehackt

1 kleine Zwiebel, fein gewürfelt

1 EL Olivenöl

1 TL Salz

¼ TL schwarzer Pfeffer, gemahlen

Zubereitung:

Spinat gründlich unter kaltem, fließendem Wasser waschen. Abtropfen und in mundgerechte Stücke schneiden.

Zwiebeln und Knoblauch schälen. Fein hacken und zur Seite stellen.

Spinat in einen großen Topf geben. 480 ml Wasser und etwas Salz zugeben. Zum Kochen bringen und für weitere

3 Minuten kochen. Vom Herd nehmen und gut abgießen. Zur Seite stellen.

Öl in einer großen Bratpfanne bei mittlerer Hitze erwärmen. Zwiebeln und Knoblauch zugeben. Für 2 Minuten unter Rühren anbraten oder bis sie glasig sind. Eier direkt in die Pfanne schlagen. Nich rühren. Für ca. 4-5 Minuten anbraten oder bis das Eiweiß andickt. Etwas Salz und Pfeffer für den Geschmack drüber streuen und vom Herd nehmen.

Mit Joghurt servieren und genießen!

Nährwertangaben pro Portion: Kcal: 263, Proteine: 18,7 g, Kohlenhydrate: 7,8 g, Fette: 18,1 g

24. Veganes Wokgemüse

Zutaten:

1 mittelgroße rote Paprika, in Streifen geschnitten

1 mittelgroße grüne Paprika, in Streifen geschnitten

7-8 Babymais

55 g Champignons, aus der Dose

325 g Blumenkohl, in mundgerechte Stücke geschnitten

1 mittelgroße Karotte, geschält und in Streifen geschnitten

1 TL Austernsauce

1 EL Olivenöl

1 TL Meersalz

Zubereitung:

Gemüse waschen und vorbereiten. Zur Seite stellen.

Olivenöl bei mittlerer Hitze in einem großen Wok erwärmen. Karotten und Blumenkohl zugeben. Bedenken Sie, dass einige Gemüsesorten mehr Kochzeit brauchen.Für ca. 8-10 Minuten kochen.

Rote und grüne Paprikastreifen, Babymais, Champignons und Austernsauce zugeben. Für weitere 5-7 Minuten anbraten. Das Gemüse nicht zerkochen. Gemüse aus dem Wok sollten frisch und knusprig sein.

Servieren Sie das Gemüse mit Reis, Nudeln oder gekochten Kartoffeln. Ich bevorzuge mit normalen weißen Reis bestreut mit etwas Kurkuma. Braune Reisnudeln sind auch eine gute Beilage für dieses Mittagessen.

Nährwertangaben pro Portion: Kcal: 388, Proteine: 13,6 g, Kohlenhydrate: 76,7 g, Fette: 9,1 g

25.   Heidelbeeren-Parfait

Zutaten:

480 ml Magermilch

2 EL Sahne, fettarm

1 großes Ei

2 Eiweiß

1 EL Honig

50 g frische Heidelbeeren

½ TL Vanilleextrakt

Zubereitung:

Milch bei niedriger Temperatur langsam erwärmen. Sahne zugeben und ständig rühren. Nicht kochen lassen! Vom Herd nehmen und zur Seite stellen. Komplett abkühlen lassen.

Ei, Eiweiß, Honig und frische Heidelbeeren mit einem Handmixer unterrühren. Das Parfait in hohe Gläser geben und mit frischen Heidelbeeren garnieren.

Vor dem Servieren über Nacht einfrieren.

Nährwertangaben pro Portion: Kcal: 206, Proteine: 15,2 g, Kohlenhydrate: 26,8 g, Fette: 3,4 g

26. Bohnen-Tomatensuppe

Zutaten:

900 g mittelgroße Tomaten, püriert

185 g Kidneybohnen, vorgekocht

1 kleine Zwiebel, gewürfelt

2 Knoblauchzehen, zerdrückt

200 ml Schlagsahne

240 ml Gemüsebrühe

2 EL frische Petersilie, fein gehackt

¼ TL schwarzer Pfeffer, gemahlen

2 EL natives Olivenöl extra

1 TL getrockneter Oregano, gemahlen

½ TL Salz

¼ TL Chili, gemahlen

Zubereitung:

Die Bohnen über Nacht einweichen. Bohnen waschen, gut abtropfen und in einen großen Topf geben. 960 ml Wasser hinzugeben und zum Kochen bringen. Für 30 Minuten kochen und dann vom Herd nehmen. Abtropfen und zur Seite stellen.

Tomaten waschen und in mundgerechte Stücke schneiden. In die Küchenmaschine geben und etwas Salz und Oregano hinzufügen. Vermengen bis es gleichmäßig und cremig ist und zur Seite stellen.

Öl in einem großen Topf bei mittlerer Hitze erwärmen. Zwiebeln und Knoblauch zugeben und für 5 Minuten unter Rühren anbraten oder bis sie glasig sind. Bohnen, Tomaten und Brühe zugeben. Gut umrühren und zum Kochen bringen. Temperatur runter drehen und mit Chili bestreuen. Gut verrühren und für 35-40 Minuten kochen. Schlagsahne zugeben und für weitere 2 Minuten kochen, dabei ständig rühren.

Vom Herd nehmen und vor dem Servieren mit Petersilie bestreuen.

Nährwertangaben pro Portion: Kcal: 358, Proteine: 13 g, Kohlenhydrate: 42,8 g, Fette: 15,2 g

27.   Weißer Bohnen-Paprika-Salat

Zutaten:

180 g weiße Bohnen, vorgekocht

1 rote Paprika, in mundgerechte Stücke geschnitten

1 TL frische Petersilie, fein gehackt

1 EL Olivenöl

1 EL Zitronensaft, frisch gepresst

½ TL getrocknete Minze, gemahlen

½ TL Meersalz

Zubereitung:

Die Bohnen über Nacht einweichen. Gut mit kaltem Wasser abwaschen und abtropfen. In einen tiefen Topf geben und 720 ml Wasser zugeben. Zum Kochen bringen und für 20 Minuten kochen. Vom Herd nehmen und abgießen. Zur Seite stellen.

Paprika waschen und der Länge nach halbieren. Kerne entfernen und in mundgerechte Stücke scheiden. Zur Seite stellen.

Gekochte Bohnen, Paprika und frische Petersilie in einer großen Salatschüssel vermengen. Olivenöl und Zitronensaft drüberträufeln.

Vor dem Servieren etwas Salz und Minze für den Geschmack drüber streuen.

Nährwertangaben pro Portion: Kcal: 418, Proteine: 24,3 g, Kohlenhydrate: 65,6 g, Fette: 8,1 g

28. Spinat-Limetten-Smoothie

Zutaten:

450 g frischer Spinat, gehackt

1 mittelgroße Limette, geschält

¼ TL Ingwer, gemahlen

2 EL Mandeln

240 ml Magermilch

Zubereitung:

Spinat gründlich unter kaltem, fließendem Wasser waschen. Abtropfen und in kleine Stücke schneiden. Spinat in einen Topf mit kochendem Wasser geben. Etwas Salz zugeben und für 2 Minuten kochen. Vom Herd nehmen und gut abgießen. Zur Seite stellen.

Limette schälen und der Länge nach halbieren. Zur Seite stellen.

Spinat, Limette, Ingwer und Milch in eine Küchenmaschine oder den Mixer geben. Bearbeiten bis es gleichmäßig und cremig ist. In Gläsern anrichten und mit Mandeln garnieren.

Ein paar Eiswürfel zugeben und sofort servieren.

Nährwertangaben pro Portion: Kcal: 97, Proteine: 6,4 g, Kohlenhydrate: 12,1 g, Fette: 3,2 g

29.   Gegrillte Zitronengarnelen

Zutaten:

450 g frischer Garnele, geputzt

1 EL frischer Rosmarin, zum Servieren

4 EL natives Olivenöl extra

1 TL Knoblauchpulver

2 EL Zitronensaft, frisch gepresst

½ TL Salz

½ TL schwarzer Pfeffer, frisch gemahlen

½ TL getrockneter Thymian, gemahlen

½ TL getrockneter Oregano, gemahlen

1 Bio-Zitrone, in Spalten geschnitten, zum Servieren

Zubereitung:

Olivenöl, Knoblauch, Zitronensaft, Salz, Pfeffer, Thymian und Oregano in eine mittelgroße Schüssel geben und verrühren bis es gut vermengt ist. Garneles zugeben und gleichmäßig mit der Marinade bedecken. Schüssel zudecken und für mindestens 1 Stunde kühl stellen, damit die Garnelen mariniert sind.

Den Grill auf mittlere Temperatur vorheizen. Das Grillrost mit etwas Öl einpinseln.

2 - 3 Garnelen auf einen Spieß geben, mit Marinade bestreichen und für 3 Minuten grillen. Wenden und die andere Seite für weitere 3 Minuten grillen. Auf eine Servierplatte geben.

Warm mit Zitronespalten servieren und mit gehackter Petersilie bestreuen.

Nährwertangaben pro Portion: Kcal: 532, Proteine: 52,4 g, Kohlenhydrate: 8,7 g, Fette: 32,4 g

30. Pilz-Reissalat

Zutaten:

90 g Langkornreis

110 g frische Champignons, gewürfelt

90 g frischer Brokkoli, gewürfelt

1 EL Olivenöl

2 EL Pflanzenöl

1 EL getrockneter Rosmarin, fein gehackt

1 TL Limettensaft, frisch gepresst

½ TL Salz

¼ TL schwarzer Pfeffer, frisch gemahlen

Zubereitung:

Reis waschen, abtropfen und in einen Topf mit 240 ml Wasser geben. Gut verrühren und zum Siedepunkt bringen. Zudecken und für ungefähr 15 Minuten bei niedriger Hitze kochen. Vom Herd nehmen und abkühlen lassen.

Champignons waschen und in mundgerechte Stücke schneiden.

Öl in einem großen Topf bei mittlerer Temperatur erwärmen. Champignons zugeben und gut verrühren. Für 2 Minuten kochen und dann Brokkoli zugeben. Für weitere 5 Minuten kochen bis sie weich sind oder bis das Wasser verdunstet ist. Aus der Bratpfanne nehmen. Salz hinzufügen und mit Reis und Brokkoli mischen.

Mit Rosmarin, Pfeffer und Limettensaft würzen. Warm servieren.

Nährwertangaben pro Portion: Kcal: 372, Proteine: 5,2 g, Kohlenhydrate: 41,3 g, Fette: 21,4 g

31. Käse-Pute

Zutaten:

450 g Putenbrust, ohne Knochen und ohne Haut

60 g Cheddar, gerieben

20 g frischer Rucola, gehackt

1 große Tomate, klein gewürfelt

55 g Champignons, geschnitten

1 kleine Zucchini, gewürfelt

1 TL Salz

¼ TL Paprikapulver, gemahlen

2 EL Olivenöl

Zubereitung:

Fleisch waschen und mit Küchenpapier trocken tupfen. In mundgerechte Stücke schneiden und zur Seite stellen.

Rucola unter kaltem, fließendem Wasser waschen und grob hacken. Zur Seite stellen.

Zucchini schälen und in kleine Stücke schneiden. Zur Seite stellen.

Öl in einer großen Bratpfanne bei mittlerer Hitze erwärmen. Putenstücke zugeben und für 5 Minuten kochen oder bis sie leicht angebräunt sind. Champignons und Zucchini zugeben und etwas Salz und Pfeffer für den Geschmack hinzufügen. Für 7 Minuten weiterkochen und gelegentlich umrühren. Vom Herd nehmen und zur Seite stellen.

Tomate und Rucola in einer großen Salatschüssel vermengen. Verrühren und Putenmix zugeben. Abschmecken und bei Bedarf mit Salz und Pfeffer würzen. Mit Käse garnieren und servieren.

Bei Bedarf etwas frischen Zitronensaft drüber geben.

Guten Appetit!

Nährwertangaben pro Portion: Kcal: 338, Proteine: 32,2 g, Kohlenhydrate: 11,7 g, Fette: 18,4 g

32.   Marinierter Thunfisch

Zutaten:

900 g Thunfischsteaks, ohne Gräten

15 g frischer Koriander, gehackt

2 Knoblauchzehen, gewürfelt

2 EL Zitronensaft

200 ml Olivenöl

½ TL geräuchertes Paprikapulver

½ TL Kreuzkümmel, gemahlen

½ TL Chili, gemahlen

½ TL Salz

¼ TL schwarzer Pfeffer, gemahlen

Zubereitung:

Koriander, Knoblauch, Paprikapulver, Kreuz-kümmel, Chilipulver und Zitronensaft in einer Küchenmaschine kurz vermischen. Langsam das Öl zugeben und die Zutaten verrühren, bis es eine cremige Mischung ergibt.

Die Mischung in eine Schüssel geben, den Fisch zugeben und vorsichtig rühren, so dass der Fisch gleichmäßig mit Soße bedeckt ist. Für mindestens 2 Stunden kühl stellen, damit sich der Fisch das Aroma aufnimmt.

Fisch aus dem Kühlschrank nehmen und den Grill vorheizen. Das Gitter mit Öl einschmieren, den Fisch draufgeben und für ca. 3 bis 4 Minuten auf jeder Seite grillen.

Fisch vom Grill nehmen, auf eine Servierplatte geben und mit Zitronenscheiben oder etwas Gemüse servieren.

Nährwertangaben pro Portion: Kcal: 514, Proteine: 68,1 g, Kohlenhydrate: 1,1 g, Fette: 24,9 g

33. Kirsch-Bananen-Haferflocken

Zutaten:

2 große Kiwis, geschält

1 große Banane

100 g Haferflocken

240 ml Milch

1 EL Chiasamen

50 g Rosinen

1 EL roher Honig

1 EL Mandeln, grob gehackt

Zubereitung:

Kiwis und Bananen schälen. In dünne Scheiben schneiden und zur Seite stellen.

Milch in einem großen Topf bei mittlerer Temperatur erwärmen, aber nicht kochen lassen. Vom Herd nehmen und die Haferflocken unterrühren. Verrühren bis es gut vermischt ist und für 15 Minuten zum Quellen zur Seite stellen.

Rosinen, Honig und Chiasamen unterrühren. Mit Kiwi und Banane garnieren und mit Mandeln bestreuen.

Sofort servieren.

Nährwertangaben pro Portion: Kcal: 487, Proteine: 14,7 g, Kohlenhydrate: 88,6 g, Fette: 10,7 g

34.   Kalbseintopf

Zutaten:

900 g Kalbfleisch, in mundgerechte Stücke geschnitten

200 ml Rotwein

1 EL Pflanzenöl

170 g Tomatenmark

2 mittelgroße Karotten, in Streifen geschnitten

1 große Tomate, gewürfelt

1 große Zwiebel, gewürfelt

110 g Champignons

¼ EL Salz

600 ml Rinderbrühe

1 TL getrockneter Thymian

3 Knoblauchzehen, gewürfelt

1 Lorbeerblatt

Zubereitung:

Fleisch unter kaltem, fließendem Wasser waschen und mit

Küchenpapier trocken tupfen. In mundgerechte Stücke schneiden und zur Seite stellen.

Öl in einer großen Bratpfanne bei mittlerer Hitze erwärmen. Fleischstücke zugeben und für 8-10 Minuten kochen oder bis sie gebräunt sind. Vom Herd nehmen und das Fleisch in einen dickbodigen Topf geben. Die Pfanne aufbewahren.

Zwiebeln in die Pfanne geben und für ca. 3-4 Minuten anbraten oder bis sie glasig sind. Wein und Tomatenmark zugeben und vermischen bis alles gut vermengt ist. Für weitere 3 Minuten kochen und vom Herd nehmen. Die Mischung zum Fleisch in die Pfanne geben. Restliche Zutaten zugeben und zudecken. Zum Kochen bringen und auf kleinster Stufe weiterkochen. Für ca. 1 Stunde kochen.

Vom Herd nehmen und warm servieren.

Nährwertangaben pro Portion: Kcal: 373, Proteine: 41,3 g, Kohlenhydrate: 13,1 g, Fette: 14,5 g

35. Lachs mit Joghurtmarinade

Zutaten:

450 g frischer Lachs, in mundgerechte Stücke geschnitten

230 g Sauerrahm

230 g griechischer Joghurt

3 Knoblauchzehen, zerdrückt

2 große Eier

½ TL Meersalz

1 EL getrockene Petersilie

2 EL natives Olivenöl extra

Zubereitung:

Den Ofen auf 350°F (175°C) vorheizen.

Sauerrahm mit griechischem Joghurt, Eier, Knoblauch, Salz und getrockneter Petersilie in einer Schüssel vermengen. Lachsscheiben in diese Marinade geben und zudecken. Für ca. 1 Stunde marinieren.

Die Lachsscheiben in eine kleine Auflaufform geben. In den Ofen schieben und für 30 Minuten backen.

Aus dem Ofen nehmen und mit der restlichen Marinade beträufeln.

Lachs mit gedünstetem Spargel oder gekochten Kartoffeln und Spinat servieren. Das ist jedoch optional.

Guten Appetit!

Nährwertangaben pro Portion: Kcal: 410, Proteine: 32,2 g, Kohlenhydrate: 5,5 g, Fette: 29,6 g

36. Hühnchen-Reis-Auflauf

Zutaten:

450 g Hähnchenschenkel

190 g brauner Reis

720 ml Hühnerbrühe

1 kleine Zwiebel, gewürfelt

1 große Karotte, gewürfelt

85 g Artischoken, gekocht

100 g grüne Bohnen, gekocht und abgetropft

½ TL Salz

¼ TL schwarzer Pfeffer, gemahlen

Zubereitung:

Den Ofen auf 250°F (120°C) vorheizen.

Hühnchen und Zwiebeln in eine Bratpfanne geben und bei mittlerer Temperatur kochen bis das Hühnchen gekocht ist. Dies sollte ungefähr 20-30 Minuten dauern. Vom Herd nehmen und abgießen, aber die Flüssigkeit aufbewahren. Fleisch zur Seite stellen.

Zwiebeln in eine große Schüssel geben und dann braunen Reis, Gemüse, Salz und Pfeffer zugeben. Die Hühnerbrühe zugeben. Alles gut vermengen.

Die Mischung in eine ungefettete 1,3 l Auflaufform mit gut schließendem Deckel geben.

Für ca. 30 Minuten mit Deckel backen oder bis der Reis gar ist. Während des Backens immer wieder umrühren.

Den Deckel der Auflaufform abnehmen und Hähnchenschenkel zugeben.

Für ca. 5 Minuten ohne Deckel backen bis es schön goldbraun ist.

Nährwertangaben pro Portion: Kcal: 387, Proteine: 27,3 g, Kohlenhydrate: 43 g, Fette: 12,4 g

37. Brokkoli-Gorgonzola-Suppe

Zutaten:

280 g Gorgonzola, gerieben

180 g Brokkoli, fein gehackt

1 EL Olivenöl

120 ml Vollmilch

120 ml Gemüsebrühe

1 EL Petersilie, fein gehackt

½ TL Salz

¼ TL schwarzer Pfeffer, gemahlen

Zubereitung:

Brokkoli unter kaltem, fließendem Wasser waschen. Abtropfen und in mundgerechte Stücke schneiden. Zur Seite stellen.

Den Boden eines großen Topfs mit Olivenöl einfetten. Alle anderen Zutaten und 720 ml Wasser zugeben. Mit einem Schneebesen vermischen bis es gut vermengt ist.

Zudecken und für 2 Stunden bei niedriger Hitze kochen.

Vom Herd nehmen und mit etwas frischer Petersilie für den Geschmack bestreuen.

Ich rühre gerne 1 EL griechischen Joghurt vor dem Servieren unter. Dies ist aber optional.

Nährwertangaben pro Portion: Kcal: 208, Proteine: 11,8 g, Kohlenhydrate: 7,6 g, Fette: 15,8 g

38. Vegetarische Paella

Zutaten:

75 g frische grüne Erbsen

2 kleine Karotten, fein gewürfelt

200 g gegrillte Tomaten

125 g Zucchini, fein gehackt

110 g Sellerieknolle, fein gehackt

8 Safranfäden

1 EL Kurkuma, gemahlen

1 TL Salz

½ TL schwarzer Pfeffer, frisch gemahlen

480 ml Gemüsebrühe

185 g Langkornreis

Zubereitung:

Alle Zutaten außer Reis in einen großen Topf geben. Gut vermengen und zudecken. Zum Kochen bringen und auf kleinster Stufe weiterkochen. Für 3 Stunden kochen oder bis die Erbsen zart sind.

Reis unterrühren und erneut zudecken. Für weitere 15-20 Minuten kochen. Vom Herd nehmen.

Vor dem Servieren mit etwas frischer Petersilie bestreuen. Dies ist optional. Warm servieren.

Nährwertangaben pro Portion: Kcal: 235, Proteine: 7,9 g, Kohlenhydrate: 47 g, Fette: 1,4 g

39.   Süßkartoffel-Kefir-Smoothie

Zutaten:

1 mittelgroße Süßkartoffel, gewürfelt

2 mittelgroße Karotten, gehackt

250 g fettarmer Kefir

½ TL Ingwer, gemahlen

¼ TL Salz

2 EL Orangensaft, frisch gepresst

Zubereitung:

Süßkartoffel schälen und in Stücke schneiden. In einen Topf mit kochendem Wasser geben und etwas Salz zugeben. Für 10 Minuten kochen und vom Herd nehmen. Gut abtropfen und zur Seite stellen.

Karotten schälen und waschen. In dünne Scheiben schneiden und zur Seite stellen.

Kartoffeln, Karotten, Kefir, Ingwer und Orangensaft in eine Küchenmaschine geben. Rühren bis es schön sämig ist und in Gläsern anrichten.

Für ca. 10-15 Minuten kalt stellen. Vor dem Servieren mit etwas frischer Minze garnieren. Dies ist optional.

Nährwertangaben pro Portion: Kcal: 172, Proteine: 8,8 g, Kohlenhydrate: 32,2 g, Fette: 1,2 g

40. Geschmorter Mangold

Zutaten:

450 g Mangold, gerupft (Stengel aufbehalten)

2 mittelgroße Kartoffeln, geschält and fein gewürfelt

3 EL natives Olivenöl extra

1 kleine Zwiebel, gewürfelt

2 Knoblauchzehen, fein gehackt

1 TL Salz

¼ TL schwarzer Pfeffer, gemahlen

Zubereitung:

Mangold gründlich unter kaltem, fließendem Wasser waschen. Mit den Händen rupfen und zur Seite stellen.

Mangold in einen großen, dickbodigen Topf geben. Wasser hinzugeben bis es bedeckt ist und zum Kochen bringen. Für ca. 3 Minuten kurz kochen und bis das Grün zart ist. In einem Sieb abtropfen lassen und zur Seite stellen.

Öl in einer großen Bratpfanne bei mittlerer Hitze erwärmen. Zwiebeln und Knoblauch zugeben und für ca.

3-4 Minuten anbraten oder bis sie glasig sind. Kartoffeln und 240 ml Wasser hinzugeben. Zum Kochen bringen und auf kleinster Stufe weiterkochen. Für 15 Minuten kochen oder bis das Wasser verdunstet ist. Mangold zugeben und etwas Salz und Pfeffer hinzufügen. Für weitere 2 Minuten kochen und vom Herd nehmen.

Sofort servieren.

Nährwertangaben pro Portion: Kcal: 390, Proteine: 8,3 g, Kohlenhydrate: 46,4 g, Fette: 21,9 g

41.   Gemischter Fischeintopf

Zutaten:

900 g verschiedener Fisch und Meeresfrüchte

4 EL natives Olivenöl extra

2 große Zwiebeln, geschält and fein gehackt

2 große Karotten, geraspelt

eine Handvoll frische Petersilie, fein gehackt

3 Knoblauchzehen, zerdrückt

720 ml Wasser

1 TL Meersalz

Zubereitung:

Öl in einer großen Bratpfanne bei mittlerer Hitze erwärmen. Zwiebeln und Knoblauch zugeben und für ca. 3-4 Minuten anbraten oder bis sie glasig sind.

Fischmischung und Wasser zugeben. Zum Kochen bringen und auf kleinster Stufe weiterkochen. Karotten und Petersilie zugeben und mit etwas Salz bestreuen. Gut verrühren und für 30 Minuten kochen.

Vor dem Servieren ein paar Tropfen frisch gepressten Zitronensaft drüber geben, aber dies ist optional.

Nährwertangaben pro Portion: Kcal: 504, Proteine: 37,2 g, Kohlenhydrate: 8,1 g, Fette: 35,5 g

42. Kalter Blumenkohlsalat

Zutaten:

450 g Blumenkohlröschen

450 g frischer Brokkoli

4 Knoblauchzehen, zerdrückt

50 ml natives Olivenöl Extra

1 TL Salz

1 EL getrockener Rosmarin, zerkleinert

Zubereitung:

Blumenkohl und Brokkoli waschen und abtropfen. In mundgerechte Stücke schneiden und in einen großen Topf geben. Olivenöl und 240 ml Wasser hinzugeben. Mit Salz, zerdrücktem Knoblauch und getrocknetem Rosmarin würzen. Zum Kochen bringen und auf kleinster Stufe weiterkochen. Zudecken, für 30 Minuten kochen und dann vom Herd nehmen.

Vor dem Servieren gut abkühlen.

Nährwertangaben pro Portion: Kcal: 182, Proteine: 5,7 g, Kohlenhydrate: 15,1 g, Fette: 13,2 g

43. Gefüllte Avocado

Zutaten:

2 mittelgroße reife Avocados, halbiert

6 große Eier

1 mittelgroße Tomate, fein gewürfelt

3 EL Olivenöl

2 EL frische Petersilie, fein gehackt

4 EL griechischer Joghurt

1 EL frischer Rosmarin, fein gehackt

½ TL Salz

¼ TL schwarzer Pfeffer, gemahlen

Zubereitung:

Den Ofen auf 350°F (150°C) vorheizen. Kleine Auflaufform mit dem etwas Öl einfetten und zur Seite stellen.

Avocado halbieren und das Fleisch aus der Mitte entfernen. Zur Seite stellen.

Eier, Tomaten, Petersilie, Rosmarin, Salz und Pfeffer in einer mittleren Schüssel verquirlen. Vermischen bis alles gut vermengt ist. Die Mischung in die Avocadohälften füllen.

Die gefüllten Avocados in der Auflaufform verteilen. Die Avocados sollen eng an eng liegen. Im Ofen für ca. 15-20 Minuten backen.

Aus dem Ofen nehmen, mit Joghurt garnieren und servieren.

Nährwertangaben pro Portion: Kcal: 421, Proteine: 13 g, Kohlenhydrate: 11,7 g, Fette: 38 g

44. Mexikanische Tostadas

Zutaten:

450 g Hühnerfilet, in mundgerechte Stücke geschnitten

180 g Kirschtomaten, halbiert

1 große rote Paprika, gewürfelt

85 g Zuckermais, gekocht

2 EL frischer Zitronensaft

1 TL Knoblauchpulver

1 TL getrockneter Oregano, gemahlen

3 EL Olivenöl

¼ TL Chili, gemahlen

½ TL Salz

¼ TL schwarzer Pfeffer, gemahlen

4 Tortillas

Zubereitung:

Fleisch unter kaltem, fließendem Wasser waschen und mit Küchenpapier trocken tupfen. In mundgerechte Stücke schneiden und zur Seite stellen.

Paprika waschen und der Länge nach halbieren. Kerne entfernen und in kleine Stücke schneiden. Zur Seite stellen.

Tomaten waschen und halbieren. Zur Seite stellen.

Paprika, Tomaten und Mais vermengen. Mit Zitronensaft, Knoblauchpulver und Salz bestreuen und zur Seite stellen. Gut verrühren und zur Seite stellen.

Öl in einer großen Bratpfanne bei mittlerer Hitze erwärmen. Hähnchenflügel zugeben und mit Oregano, Knoblauch, Chili, Salz und Pfeffer bestreuen. Für ca. 10 Minuten backen oder bis es schön goldbraun ist. Vom Herd nehmen und zur Seite stellen.

Gemüsemischung und Hühnchen gleichmäßig in jede Tortilla verteilen. Wickeln und jede Tortilla mit einem Zahnstocher sichern.

Sofort servieren.

Nährwertangaben pro Portion: Kcal: 399, Proteine: 35,8 g, Kohlenhydrate: 19,5 g, Fette: 20,1 g

45.　Quinoa-Apfel-Haferbrei

Zutaten:

170 g Quinoa

480 ml Wasser

1 großer, grüner Apfel, in mundgerechte Stücke geschnitten

¼ TL Zimt

1 EL frische Minze, gehackt

1 EL Nüsse, grob gehackt

1 EL Honig

Zubereitung:

Apfel waschen und der Länge nach halbieren. Die Kerne entfernen und in mundgerechte Stücke schneiden. Zur Seite stellen.

Quinoa in einen großen Topf geben. Wasser hinzugeben und zum Kochen bringen. Temperatur runter drehen und für 15 Minuten kochen. Vom Herd nehmen und mit einer Gabel auflockern. Für 10 Minuten zur Seite stellen.

Zimt und Honig unterrühren. Mit Apfelstücke garnieren

und mit Nüssen und Minze bestreuen.

Nährwertangaben pro Portion: Kcal: 398, Proteine: 13,1 g, Kohlenhydrate: 71,5 g, Fette: 7,6 g

46.   Auberginen-Tomaten-Eintopf

Zutaten:

2 mittelgroße Auberginen, geschnitten

1 mittelgroße Zwiebel, geschält und gehackt

2 mittelgroße Tomaten, grob gehackt

1 mittelgroße Selleriestange, gewürfelt

55 g Kapern

 2 EL natives Olivenöl extra

1 EL Balsamico-Essig

½ TL getrockneter Basilikum, gemahlen

1 TL Salz

Zubereitung:

Auberginen waschen und in mundgerechte Stücke schneiden. Mit etwas Salz bestreuen und für ca. 30 Minuten stehen lassen.

Zwiebel schälen und klein würfeln. Zur Seite stellen.

Tomaten waschen und in mundgerechte Stücke schneiden. Zur Seite stellen.

Sellerie waschen und in kleine Stücke schneiden. Zur Seite stellen.

Nun Öl in einer großen Bratpfanne bei mittlerer Hitze erwärmen. Zwiebeln hinzufügen und für ca. 3-4 Minuten anbraten oder bis sie glasig sind. Auberginenstücke zugeben und für weitere 5 Minuten kochen, dabei gelegentlich umrühren. Tomaten, Sellerie, Essig, Kapern und Basilikum zugeben. Gut verrühren und 480 ml Wasser zugeben.

Zum Kochen bringen und auf kleinster Stufe weiterkochen. Zudecken und für 2 Stunden kochen. Vom Herd nehmen und warm servieren.

Nährwertangaben pro Portion: Kcal: 193, Proteine: 4,7 g, Kohlenhydrate: 25,9 g, Fette: 10,3 g

47. Erdbeer-Orangen-Salat

Zutaten:

200 g frische Erdbeeren, gewürfelt

1 mittelgroße Orange, gewürfelt

60 g frische Cranberries

75 g Römersalat, gehackt

3 EL Zitronensaft, frisch gepresst

¼ TL Zimt, gemahlen

1 EL roher Honig

Zubereitung:

Erdbeeren waschen und in mundgerechte Stücke schneiden. Zur Seite stellen.

Cranberries in ein Sieb geben und unter kaltem, fließendem Wasser waschen. Abtropfen und zur Seite stellen.

Salat gründlich unter waschen und grob hacken. Zur Seite stellen.

Orangen schälen und in Spalten schneiden. Jede Spalte halbieren und zur Seite legen.

Zitronensaft, Zimt und Honig in einer kleinen Schüssel vermengen. Gut verrühren und zur Seite stellen.

Erdbeeren, Cranberries und Salat in einer Salatschüssel vermengen. Mit dem hergestellten Dressing beträufeln und sofort servieren.

Nährwertangaben pro Portion: Kcal: 221, Proteine: 2,9 g, Kohlenhydrate: 51,8 g, Fette: 1,1 g

48.   Rührei mit Brokkoli

Zutaten:

180 g frischer Brokkoli, gewürfelt

1 kleine Zwiebel, fein gewürfelt

25 g Schalotten, fein gehackt

5 große Eier, geschlagen

2 EL Magermilch

1 EL Olivenöl

1 TL Salz

¼ TL italienische Gewürze

Zubereitung:

Brokkoli unter kaltem, fließendem Wasser waschen. Abtropfen und in mundgerechte Stücke schneiden. Zur Seite stellen.

Eier, Milch, Salz und italienisches Gewürz in einer mittleren Schüssel verquirlen.

Öl in einer großen Bratpfanne bei mittlerer Hitze erwärmen. Zwiebeln hinzufügen und für ca. 3-4 Minuten anbraten oder bis sie glasig sind. Brokkoli hinzugeben und für 5 Minuten kochen oder bis er zart ist. Eier-Mischung zugeben und für ca. 2-3 Minuten kochen und dann mit Frühlingszwiebeln bestreuen. Für weitere 2 Minuten kochen und vom Herd nehmen.

Sofort servieren.

Nährwertangaben pro Portion: Kcal: 290, Proteine: 18,4 g, Kohlenhydrate: 11,4 g, Fette: 19,8 g

49.   Gekochter Lachs mit Spinat

Zutaten:

450 g Wildlachsfilet, ohne Gräten

450 g frischer Spinat, gerupft

4 EL Olivenöl

2 Knoblauchzehen, fein gehackt

2 EL Zitronensaft

1 EL frischer Rosmarin, gehackt

1 TL Meersalz

¼ TL schwarzer Pfeffer, gemahlen

Zubereitung:

Lachs unter kaltem, fließendem Wasser waschen und mit Küchenpapier trocken tupfen. Zur Seite stellen.

Spinat gründlich waschen und abtropfen. In kleine Stücke schneiden und zur Seite stellen.

Den Boden eines großen Topfs mit 2 EL Olivenöl einfetten. Lachsfilet zugeben und mit Rosmarin, Salz und Pfeffer würzen. Mit Zitronensaft beträufeln, 120 ml Wasser zugeben und zudecken. Zum Kochen bringen und auf kleinster Stufe weiterkochen. Für ca. 30-40 Minuten kochen und vom Herd nehmen. Zur Seite stellen.

In der Zwischenzeit Öl in einem großen Topf bei mittlerer Hitze erwärmen. Knoblauch hinzugeben und für 3 Minuten unter Rühren anbraten. Spinat und 240 ml Wasser zugeben. Zum Kochen bringen und für 5 Minuten kochen. Vom Herd nehmen.

Wildlachs mit Spinat servieren. Ich bin ein großer Fan von Olivenöl und ich beträufel es gerne mit etwas mehr vor dem servieren, aber dies ist optional.

Nährwertangaben pro Portion: Kcal: 432, Proteine: 44,9 g, Kohlenhydrate: 2,1 g, Fette: 28,3 g

50. Okrasuppe

Zutaten:

100 g Okra, gewürfelt

100 g Karotten, fein gehackt

100 g Sellerieknolle, fein gehackt

eine Handvoll grüne Bohnen, eingeweicht

2 EL Butter

2 EL frische Petersilie, fein gehackt

1 Eigelb

2 EL Kaymakkäse

60 ml Zitronensaft, frisch gepresst

1 Lorbeerblatt

1 TL Salz

½ TL schwarzer Pfeffer, gemahlen

960 ml Rindfleischbrühe

240 ml Wasser

Zubereitung:

Gemüse waschen und vorbereiten.

Butter in einem großen Topf bei mittlerer Temperatur schmelzen. Gewürfelter Okra, Karotten und Sellerie zugeben. Für 5 Minuten weiterkochen und gelegentlich umrühren. Etwas Salz und Pfeffer für den Geschmack drüber streuen.

Brühe, Wasser und grüne Erbsen zugeben. Zum Kochen bringen und auf kleinster Stufe weiterkochen. Für 25-30 Minuten kochen und dann Käse, Zitronensaft, Lorbeerblatt und Eigelb einrühren. Für weitere 5 Minuten kochen und vom Herd nehmen.

Warm servieren und genießen!

Nährwertangaben pro Portion: Kcal: 166, Proteine: 7,7 g, Kohlenhydrate: 11 g, Fette: 10,1 g

51.   Pute mit grüner Paprika

Zutaten:

450 g Putenbrust, ohne Haut und ohne Knochen

4 große grüne Paprika, fein gehackt

2 große Kartoffeln, geschält and fein gehackt

2 kleine Karotten, geschnitten

575 ml Hühnerbrühe

1 große Tomate, grob gewürfelt

3 EL Olivenöl

1 EL Cayennepfeffer

1 TL Chili, gemahlen

1 TL Salz

Zubereitung:

Putenbrust unter kaltem, fließendem Wasser waschen und mit Küchenpapier trocken tupfen. Zur Seite stellen.

Paprika waschen und der Länge nach halbieren. Kerne entfernen und in mundgerechte Stücke schneiden.

Kartoffeln schälen und in kleine Stücke schneiden. Zur Seite stellen.

Tomate waschen und grob hacken. Zur Seite stellen.

Öl in einer großen Bratpfanne bei mittlerer Hitze erwärmen. Fleisch zugeben und für ca. 4-5 Minuten auf jeder Seite anbraten. Paprika, Tomate, Karotten und Kartoffeln zugeben. Vermengen und für 2 Minuten kochen und dann Brühe zugeben. Zum Kochen bringen und auf kleinster Stufe weiterkochen. Salz, Cayennepfeffer und Chili drüberstreuen. Gut verrühren und für 45 Minuten kochen. Vom Herd nehmen.

Vor dem Servieren mit frischer Petersilie bestreuen.

Nährwertangaben pro Portion: Kcal: 325, Proteine: 11,5 g, Kohlenhydrate: 44,5 g, Fette: 12,8 g

52.   Lammragout

Zutaten:

450 g Lammkotelett, 2,5 cm dick

150 g grüne Erbsen, gewaschen

4 mittelgroße Karotten, geschält and fein gehackt

3 kleine Zwiebeln, geschält und fein gehackt

1 große Kartoffel, geschält and fein gehackt

1 große Tomate, geschält und grob gewürfelt

3 EL Olivenöl

1 EL Cayennepfeffer

1 TL Salz

½ TL schwarzer Pfeffer, frisch gemahlen

Zubereitung:

Lammkotelett unter kaltem, fließendem Wasser waschen und mit Küchenpapier trocken tupfen. In mundgerechte Stücke schneiden und zur Seite stellen.

Karotten, Kartoffel, Tomate und Zwiebeln waschen und schälen. Karotten in dünne Scheiben schneiden und in einen großen Topf geben. Kartoffel in kleine Stücke schneiden und in den Topf geben. Zwiebel schälen und klein würfeln.

Öl in einem schweren Topf bei mittlerer Temperatur erwärmen. Fleischstücke zugeben und für 10 Minuten kochen, dabei gelegentlich umrühren.

Das genze Gemüse zugeben und gut vermengen. Cayennepfeffer, Salz und Pfeffer für den Geschmack drüber geben und gut verrühren. 240 ml Wasser zugeben und zum Kochen bringen. Temperatur runter drehen und für 1 Stunde kochen.

Vom Herd nehmen und warm servieren.

Nährwertangaben pro Portion: Kcal: 307, Proteine: 24,9 g, Kohlenhydrate: 23,3 g, Fette: 13 g

53.   Forelle mit Spinat und Kartoffeln

Zutaten:

2 mittelgroße Forelle, gewaschen

225 g frischer Spinat, gerupft

2 große Kartoffeln, geschält and geschnitten

3 Knoblauchzehen, zerdrückt

200 ml Olivenöl

1 TL getrockneter Rosmarin, fein gehackt

2 frische Minzblätter, gehackt

Saft 1 Zitrone

1 TL Meersalz

Zubereitung:

Fisch gründlich unter kaltem, fließendem Wasser waschen. Den Bauch öffnen und auch innen gut waschen. Mit einem Küchenpapier trocken tupfen und zur Seite stellen.

Spinat gründlich waschen und rupfen. Zur Seite stellen.

Olivenöl, Knoblauch, Rosmarin, Minze, Zitronensaft und Salz in einer großen Schüssel vermengen. Vermischen bis alles gut vermengt ist. Fisch in diese Marinade einlegen und die Schüssel mit Frischhaltefolie verschließen. Vor dem Grillen für 1 Stunde kalt stellen.

In der Zwischenzeit, Spinat in einen Topf mit kochendem Wasser geben. Für 3 Minuten kochen und vom Herd nehmen. Gut abtropfen und zur Seite stellen.

Kartoffeln in einen Topf mit kochendem Wasser geben und für ca. 10 Minuten kochen. Vom Herd nehmen und gut abgießen. Zur Seite stellen.

Den Grill auf mittlere Temperatur vorheizen. Fisch auf den Gill geben und für ca. 5-7 Minuten auf jeder Seite anbraten. Den Fisch während des Grillens mit der Marinade einpinseln.

Vom Grill nehmen und zum Spinat und den Kartoffeln geben. Mit der restlichen Marinade beträufeln und mit ein paar Zitronenscheiben servieren.

Guten Appetit!

Nährwertangaben pro Portion: Kcal: 318, Proteine: 20,3 g, Kohlenhydrate: 31,9 g, Fette: 12,6 g

54. Langsam Gegarte Weiße Erbsen

Zutaten:

450 g weiße Erbsen

4 Scheiben Speck

1 große Zwiebel, fein gehackt

1 kleine Chili, fein gehackt

2 EL Mehl

2 EL Butter

1 EL Cayennepfeffer

3 Lorbeerblätter, getrocknet

1 TL Salz

½ TL schwarzer Pfeffer, frisch gemahlen

Zubereitung:

2 EL Butter in einem Schongarer bei mittlerer Hitze schmelzen. Gewürfelte Zwiebeln zugeben und gut verrühren. Speck, Erbsen, fein gehackter Chili, Lorbeerblätter, Salz und Pfeffer zugeben. Vorsichtig 2 EL Mehl unterrühren und 720 ml Wasser zugeben.

Deckel gut verschließen und für 8-9 Stunden auf niedriger Stufe kochen oder 5 Stunden auf hoher Stufe.

Nährwertangaben pro Portion: Kcal: 210, Proteine: 4 g, Kohlenhydrate: 24 g, Fette: 12 g

55. Kichererbsen-Paprika-Suppe

Zutaten:

400 g Kichererbsen, eingeweicht

2 große rote Paprika, fein gewürfelt

2 kleine Zwiebeln, geschält und fein gehackt

2 große Tomaten, geschält and fein gehackt

3 EL Tomatenmark

eine Handvoll frische Petersilie, fein gehackt

480 ml Gemüsebrühe

3 EL natives Olivenöl extra

1 TL Salz

Zubereitung:

Die Kichererbsen über Nacht einweichen. Abwaschen und abtropfen. Kichererbsen in einen Topf mit kochendem Wasser geben und für ca. 30 Minuten kochen. Vom Herd nehmen und abgießen. Zur Seite stellen.

Paprika waschen und der Länge nach halbieren. Kerne entfernen und klein würfeln. Zur Seite stellen.

Öl in einem großen Topf bei mittlerer Hitze erwärmen. Zwiebel und Paprika zugeben. Für 5 Minuten kochen oder bis es gar ist. Tomaten, Tomatenmark und Petersilie zugeben. Gut verrühren und für 2 Minuten kochen. Nun Kichererbse und Brühe zugeben. Salz zugeben und erneut rühren. Zum Kochen bringen und auf kleinster Stufe weiterkochen. Für 30 Minuten kochen und vom Herd nehmen.

Warm servieren.

Nährwertangaben pro Portion: Kcal: 424, Proteine: 19,1 g, Kohlenhydrate: 59,4 g, Fette: 14,1 g

WEITERE TITEL DIESES AUTORS

70 Effektive Rezepte um Übergewicht zu Vermeiden und Gewicht zu Verlieren: Fett schnell verbrennen durch die Verwendung von richtiger Diät und kluger Ernährung

von Joe Correa CSN

48 Rezepte zur Verminderung von Akne: Der schnelle und natürliche Weg zum Beheben Ihres Akne-Problems in weniger als 10 Tagen!

von Joe Correa CSN

41 Rezepte zur Vorbeugung von Alzheimer: Verringern oder Beseitigung des Alzheimer Zustandes in 30 Tagen oder weniger!

von Joe Correa CSN

70 wirksame Rezepte bei Brustkrebs: Vorbeugen und bekämpfen von Brustkrebs mit kluger Ernährung und kraftvollen Lebensmitteln

von Joe Correa CSN